BEI GRIN MACHT SICH IHR WISSEN BEZAHLT

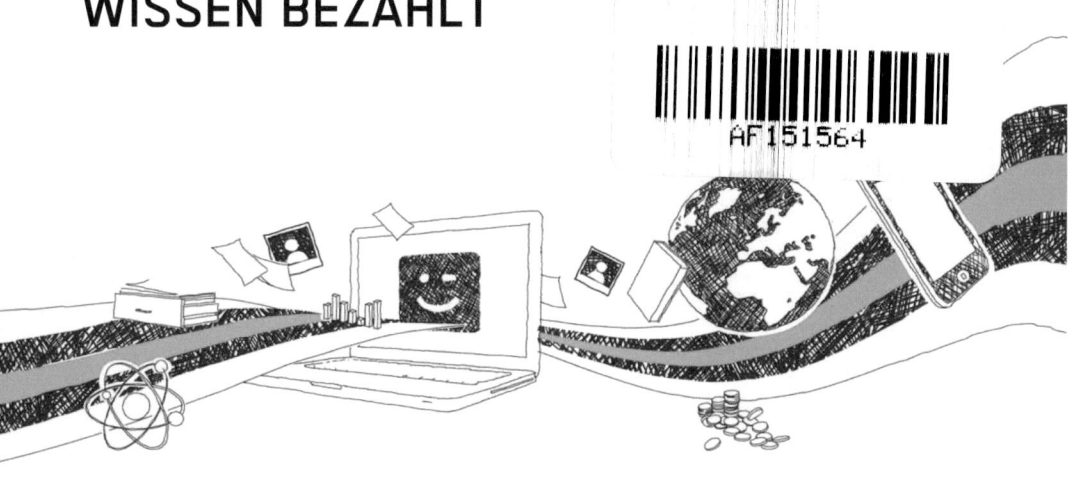
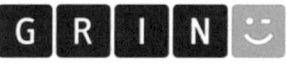

Bibliografische Information der Deutschen Nationalbibliothek:

Die Deutsche Bibliothek verzeichnet diese Publikation in der Deutschen National-
bibliografie; detaillierte bibliografische Daten sind im Internet über http://dnb.d-
nb.de/ abrufbar.

Impressum:

Copyright © 2009 GRIN Verlag, Open Publishing GmbH
Druck und Bindung: Books on Demand GmbH, Norderstedt Germany
ISBN: 9783640612352

Dieses Buch bei GRIN:

http://www.grin.com/de/e-book/150090/der-demographische-wandel-im-spannungs-
feld-zwischen-medikalisierung-und

Heiko Schumann

Der demographische Wandel im Spannungsfeld zwischen Medikalisierung und Kompression

Neue Herausforderung an das Gesundheitswesen

GRIN Verlag

GRIN - Your knowledge has value

Der GRIN Verlag publiziert seit 1998 wissenschaftliche Arbeiten von Studenten, Hochschullehrern und anderen Akademikern als eBook und gedrucktes Buch. Die Verlagswebsite www.grin.com ist die ideale Plattform zur Veröffentlichung von Hausarbeiten, Abschlussarbeiten, wissenschaftlichen Aufsätzen, Dissertationen und Fachbüchern.

Besuchen Sie uns im Internet:

http://www.grin.com/

http://www.facebook.com/grincom

http://www.twitter.com/grin_com

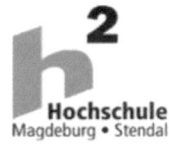

Hochschule Magdeburg- Stendal (FH)

FB Sozial- und Gesundheitswesen

Fernstudium Angewandte Gesundheitswissenschaften

Neue Herausforderung an das Gesundheitswesen

Im Spannungsfeld: der demographische Wandel zwischen Medikalisierung und Kompression

EINGEREICHT VON: HEIKO SCHUMANN

Inhaltsverzeichnis

1. Demographischer Wandel als Herausforderung für das Gesundheitssystem

Im Forum des Bundespräsidenten zum demographischen Wandel heißt es: „Der demographische Wandel wird unsere Gesellschaft und unser Miteinander verändern. Welche vielfältigen Auswirkungen auf alle Lebensbereiche das mit sich bringt, beginnen wir in Deutschland gerade erst richtig zu erfassen. (…) Die Herausforderungen früh zu erkennen und Probleme offen zu benennen, ist der beste Weg, sie zu lösen" (Horst Köhler 2008).

Unter dem Begriff „demographischer Wandel" wird eine langfristige Veränderung der Bevölkerungsstruktur der Gesellschaft verstanden (Niehaus 2006). In den vergangenen 125 Jahren ist die Lebenserwartung in Deutschland gravierend angestiegen (Kolip 2002). Nach Angaben Bertelsmann Stiftung wird durch demographischen Wandel die Zahl der heute über Achtzigjährigen von 3,7 Mio. auf fast 6 Mio. 2020 ansteigen (Bertelsmann Stiftung 2008).

2. Diskussion der Konzepte: Medikalisierungsthese vs. Kompressionsthese

Die beiden zu diskutierenden Konzepte Medikalisierung vs. Kompression beziehen sich auf unterschiedliche Kausalableitungen zu Pro-Kopf Gesundheitsausgaben im Alter. Die in der Literatur kontrovers geführte Debatte über unerwünschte gesundheitliche und ökonomische Auswirkungen des Altwerdens sowie einer relativen Zunahme älterer Menschen (vgl. gestiegene Lebenserwartung) reicht von dramatisierend im Sinne „demographischer Katastrophe" bis zur Betrachtung als Gewinn gesellschaftlicher Lebensqualität (Felder 2008). Die Veränderungen der Bevölkerungsstruktur, um die es hier geht, beziehen sich auf die Geburten- und Sterberate sowie den Wanderungssaldo, also die Rate der Zu- und Abwanderungen zusammen. Die Problembetrachtung verdeutlicht, dass es sich hier um ein quantitatives Missverhältnis zwischen „Alten" und „Jungen" handelt. Wenn die Gesamtzahl der älteren Bevölkerung im Vergleich zu der jüngeren Bevölkerung schneller ansteigt, kann von einer objektiven Alterung der Bevölkerung gesprochen werden (Schwartz et al. 2003). Der demographische Wandel wird durch folgende Faktoren beeinflusst Prävention, medizinisch technischen Fortschritt, Mortalitätsreduktion, steigende Lebenserwartung, sinkende Geburtenzahlen, gesellschaftliche Einflüsse. Sinkende oder gleich bleibend niedrige Geburtenzahlen bei steigender Lebenserwartung führen zur Alterung der Bevölkerung mit Bevölkerungsrückgang. Das Ergebnis ist ein unausgewogener Altersaufbau (Kühn 2005). Die Auswirkungen der höheren Lebenserwartung bezogen auf die Gesundheit und die Gesundheitsausgaben beschäftigen Vertreter aus Politik, Wissenschaft und Gesellschaft. Die auffallend umfassend diskutierten Hypothesen, die Kompressionsthese und die Medikalisierungsthese, gehen von der Betrachtung der Gesundheitsausgaben für Erkrankungen als relevante Größe aus und kommen zu unterschiedlichen Prognosen über die künftig anfallenden Kosten (Gesundheitsversorgungs- und Pflegekosten). Die Kompressionsthese wurde von Fries 1980 begründet und geht davon aus, dass die Morbidität bei steigender Lebenserwartung abnimmt. Mit Hilfe der Primärprävention wird die Morbidität aufgeschoben und damit die Kompression. Immer besser gelingt es der kurativen Medizin, chronische Krankheiten und die hiermit verbundenen Komplikationen in den Griff zu bekommen. Die Folge ist eine Verlängerung der Lebenszeit, d.h. dazugewonnene Lebensjahre werden vornehmlich in Gesundheit verlebt. Einige Verfechter der Kompressionstheorie gehen davon aus, dass die Kompression der Krankheit vor dem Tod keine Auswirkung auf die Gesundheitsausgaben hat (Kühn 2005). Dem gegenüber steht die Medikalisierungsthese oder Morbiditätsexpansionsthese nach Gruenberg (1977). Es wird davon ausgegangen, dass die durch den Anstieg an Lebenserwartung dazu gewonnenen Jahre hauptsächlich in Krankheit (multimorbid) verbracht werden (Verbrugge 1984). Die Folge ist eine überproportionale Steigerung der Gesundheitskosten mit zunehmender Alterung der Bevölkerung. Medikalisierungs- und Kompressionsthese wirken im Bereich der Lebensqualität.

3. Ergebnisse der demographischen Entwicklung

Die Ergebnisse sind dagegen nicht einfach auf die monetäre Seite übertragbar. Die Kompression der Lebensqualität bedingt nicht automatisch eine finanzielle Entlastung des Gesundheitssystems. Die an sich erfreuliche Verlängerung der Lebenszeit, die sogenannte demographische Alterung könnte sogar, so Felder (2008), nur einen schwachen Einfluss auf die Gesundheitsausgaben einer Bevölkerung haben. Ein abweichender inhaltlicher Schwerpunkt der Hypothese zu den Konzepten Medikalisierung und Kompression sei die entscheidende Betrachtung der Nähe zum Tod. Zusammenfassend eingeschätzt wird deutlich, dass ergänzend zum Eingangszitat Horst Köhlers, der demographische Wandel in seinen Auswirkungen auf das Gesundheitssystem konstruktiv im Sinne einer Entdramatisierung sowie empirisch unterlegt in Wissenschaft, Politik und Gesellschaft diskutiert werden muss.

4. Externe und Interne Herausforderungen des Gesundheitssystems in Deutschland

Das Gesundheitssystem in Deutschland sieht sich vor externe und interne Herausforderungen gestellt, die sich in Wechselwirkung verstärken. Die Folge ist eine dramatische Zuspitzung eines steten Reformbedarfs als neue Herausforderung. Die externe Herausforderung gesundheitlicher Leistung betrifft die Veränderung der bedarfs- und angebotsbestimmenden Bedingungen. Zu den bedarfsbestimmenden Bedingungen werden der demographische und epidemiologische Wandel, das allgemeine Krankheitsspektrum, das Inanspruchnahmeverhalten und die Entwicklung des Realeinkommens gerechnet (Schwartz et al. 2003). Die angebotsbestimmenden Bedingungen lassen sich als Zunahme des

Angebots an Gesundheitsberufen und Gesundheitsleistungen beschreiben (vgl. Abb. 1).

Abb. 1: Externe und interne Herausforderungen an das Gesundheitswesen

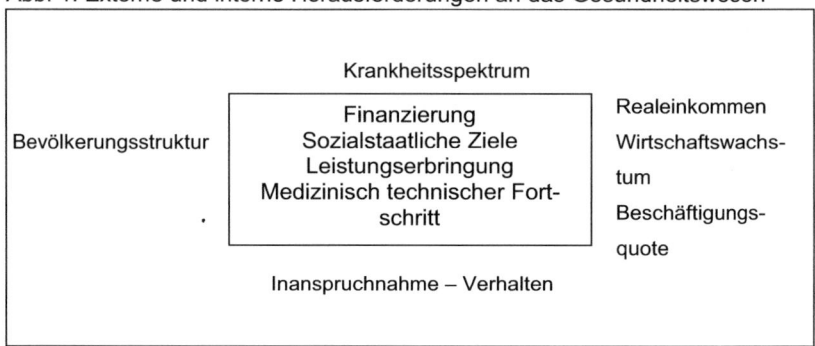

Quelle: Abbildung Studientext S. 26, Neue Herausforderung an das Gesundheitswesen

Interne systembedingte Herausforderungen an das Gesundheitssystem werden durch die Prämissen Struktur und Organisation bedingt. Zur Strukturprämisse gehören unter anderen der Stand der Wissenschaft und der medizinisch-technische Fortschritt sowie dessen Förderung. Innovationen im Gesundheitswesen beleben den wirtschaftlichen Faktor der Gesellschaft. Eine gemeinsame Schnittmenge wird durch gesundheitspolitische Sektoren mit Arbeitsmarkt-, Wirtschafts- und Forschungspolitik erreicht und durch sozialpolitische Zielvorgaben konkretisiert. Da die genannten externen und internen Herausforderungen sich einem ständigen Wandel unterziehen, verlaufen diese Prozesse nicht statisch sondern dynamisch komplex (von Ferber 2007).

5. Systemimmanente Komplexität

Eine systemimmanente Komplexität führt auf Dauer zu immer komplexeren Regelungen, da sie systemischen Änderungen der Bezugssysteme unterliegen (Lauterbach 2008). Im Folgenden wird ein Vorschlag zur Komplexitätsreduktion anhand einer externen Herausforderung der gesundheitlichen Leistungen diskutiert. Hierbei stehen das Inanspruchnahmeverhalten der Bevölkerung und die dazugehörige gesundheitsbezogene Leistungserbringung im Vordergrund. Ausgehend von einer Analyse von Krankenscheinen mit ständig steigenden Zahlen, Untersuchungen zum Primärinanspruchnahmeverhalten bei gleich bleibenden Mitgliederzahlen, zeigte sich eine Zunahme der Gesamtfallzahlen, der Anzahl der Ärzte und der Überweisungen (im Zeitraum zwischen 1980 – 1993). Mit der Anzahl der Ärzte steigt die Anzahl der Krankheitsereignisse (Kausalität zwischen Angebot und Inanspruchnahmeverhalten) (Kastner 1970). Ein Paradigmenwechsel des Inanspruchnahmeverhaltens kann nur durch Veränderungen der Organisations-, des Prozess- und der Strukturabläufe erfolgen.

6. Medizinische Versorgungszentren

Das neue Zukunftsmodell der medizinischen Versorgungszentren (MVZ) wurde als organisationsrechtliche Innovation durch das GKV-Modernisierungsgesetz (GMG) in die vertragsärztliche Versorgung implementiert. Es erinnert an die Polikliniken der ehemaligen DDR. Gesundheitspolitische Reden stellten in der Vergangenheit diese Form ambulanter Versorgung als ein Optimum dar. In der realen Versorgungslandschaft dagegen werden sie heute als ein jahrelanges Auslaufmodell betrachtet (Behnsen 2004).

Mit der Einführung von Medizinischen Versorgungszentren (MVZ) besteht eine Aussicht zu Rationalisierungsmaßnahmen und Optimierung von Ressourcen. Die Folgen sind Interventionen und Steuerungsmaßnahmen des Gesetzgebers, wie zum Beispiel Gebühren für Arzneimittel, Zulassungsbeschränkung für Ärzte, Praxisgebühr, Selbstbehalt, Zuzahlungen und Eigenleistungen (Rosenbrock 2006). Ziel ist es, mit integrierten und verschiedenen Leistungssektoren übergreifende Versorgung Strukturen zu schaffen, die als Kooperationsformen flexibel genutzt werden können (Ulmer Papier 2008). Diese so genannte vertikale oder horizontale Vernetzung ermöglicht eine interdisziplinäre fachübergreifende Versorgung, die mit Anwendung von Disease Management Programms (DMP) und Managed Care ausgestattet ist (Häussler/Berger 2004). Die hieraus entstehenden Managementgesellschaften können Vertragsabschlüsse durchführen. Das führt zu einer Interaktion zwischen Leistungsnutzer, Leistungserbringer und Leistungsträger (Abb. 2).

7. Ökonomischer Nutzen

Der ökonomische Nutzen besteht beispielsweise im Wegfall der Abrechnungsaufgaben, sowie der Einsparung von Verwaltungskosten. Durch das angewendete Case Management für medizinische Leistungen wird der Patient durch das Gesundheitssystem geführt (Birkner 2008). Durch die Optimierung der Struktur der Niederlassungen der Ärzte zu einem MVZ erfolgt die automatische Reduzierung von niedergelassenen Arztpraxen.

Abb. 2: Akteure im Gesundheitswesen und ihre Interaktionen

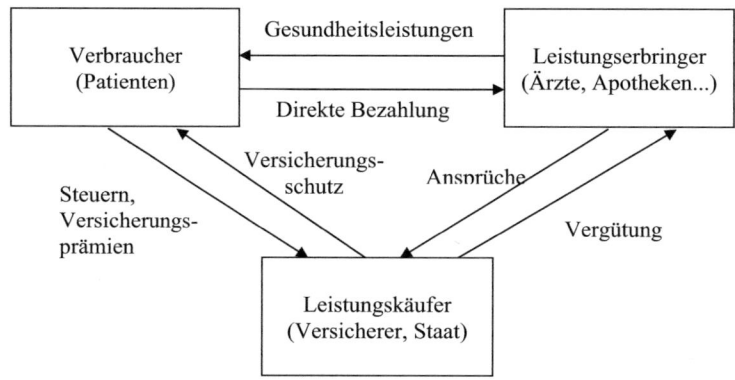

Quelle: in Anlehnung an Contandriopoulos, Rivero, Wasem u.a. (1993)

Grundlegende Veränderungen könnten durch eine gestärkte Selbstverwaltung der Ärzte und Krankenkassen mit einer Eliminierung der Kassenärztlichen Vereinigungen erzielt werden (vgl. Abb.3).

Abb. 3: Systemänderung der Medizinischen Versorgung

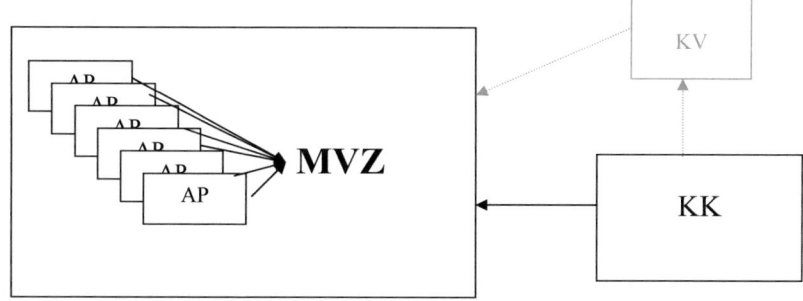

Eigene Darstellung

In dieser Abbildung wird ersichtlich, wie die Vernetzung und Zusammenfassung von Arztpraxen (AP) zu einem Medizinischen Versorgungszentrum (MVZ) mit Direktabrechnung der Krankenversicherung (KK) erfolgen könnte.

8. Literaturverzeichnis:

Behnsen, E., 08.2004: Das Krankenhaus medizinische Versorgungszentren. Die Konzeption des Gesetzgebers. Online unter Url.http://www.gesundheits-politik.net/02_ambulante_versorgung/medizinische-versorgungszentren/ allgemein/MVZ-Behnsen-I-DasKrankenhaus0408. (10.03.2009, 17:45 MEZ)

Bertelsmann Stiftung (Hrsg.), 2008: Aktion Demographischer Wandel. Online unter URL:http://www.bertelsmann-stiftung.de/cps/rde/xchg/SID-0A000F0A-FE9995D4/bst/hs.xsl/media_36148.htm (01.03.2009, 13:45 MEZ)

Birkner, B. (2008). Steuerung des Leistungsgeschehens im Gesundheitswesen. Studientext Fernstudiengang „Angewandte Gesundheitswissenschaften". Hochschule Magdeburg-Stendal (FH). S. 80-82

Bundesärztekammer (Hrsg.), 2008: Ulmer Papier. Gesundheitspolitische Leitsätze der Ärzteschaft zum 111. deutschen Ärztetag. Online unter URL: http://www.bundesaerztekammer.de/downloads/UlmerPapierDAET111.pdf(07.03.2009, 18:50 MEZ)

Felder, S.: Im Alter krank und teuer? in: GGW. Jg.8, (2008) 4, S. 23-30.

Fries, J. F.: Physical activity, the compression of morbidity, and the health of the elderly. JOURNAL OF THE ROYAL SOCIETY OF MEDICINE (Hrsg.), (1996) = Volume 89, S. 64-68.

Häussler, B., Berger, U.: Bedingungen für effektive Disease Management Programme. Baden-Baden: Nomos Verlag 2004

Illich, Ivan: Die Nemisis der Medizin. Die Kritik der Medikalisierung des Lebens. Aus dem Engl. Von Lindquist und Schwab, 4. Auflage 1995, München: Verlag C.H. Beck 1995, S. 31-32.

Kastner, F.: Die allgemeinen Ursachen für das ständige Anwachsen der Arzneimittelkosten. Bericht an die Internationale Vereinigung für Soziale Sicherheit. zur XVII. Generalversammlung in Köln. In: Die Ortskrankenkasse. 1970. S.646–653.

Kolip, Petra: Gesundheitswissenschaften. Eine Einführung. Weinheim, München: Juventa Verlag 2002. S. 8-14.

Kühn, H.: Demographischer Wandel und GKV. Kein Grund zur Panik, in: Die Krankenversicherung 2005. S. 6-7.

Köhler, Horst, 2008: Forum demographischer Wandel des Bundespräsidenten. in: Zusammenarbeit mit der Bertelsmann Stiftung (Hrsg). Online unter URL: http://www.forum-demographie.de/ (03.03.2009, 20:00 MEZ)

Niehaus, Frank: Alter und steigende Lebenserwartung. Eine Analyse der Auswirkungen auf die Gesundheitsausgaben. Köln: Wissenschaftliches Institut der PKV . 2006.

Lauterbach, M.: Einführung in das systemische Gesundheitscoaching. Heidelberg: Carl-Auer-System 2008. S. 55-60.

Rosenbrock, R., Gerlinger, T.: Gesundheitspolitik. Eine systematische Einführung. Auflage 2. Bern: Huber Verlag 2006. S. 104-110.

Schwartz, F.W., Badura, B., Busse, R.: Public Health. Gesundheit und Gesundheitswesen. Auflage 2. München, Jena: Urban & Fischer Verlag 2003. S. 52.

Schwartz, F.W., Badura, B., Busse, R.: Public Health. Gesundheit und Gesundheitswesen. Auflage 2. München, Jena: Urban & Fischer Verlag 2003. S.163-
165.

Verbrugge, L.M.: Long Live but Worsening Health. Trends in Health and Mortal-
ity of Middle-aged and Older Persons. in: Milbank Memorial Fund Quarterly, 62.
1984. S. 195-233.

von Ferber, C. (2007). Externe und interne Herausforderungen – bedarfs- und
angebotsbestimmende Bedingungen. Studientext Fernstudiengang „Angewandte Gesundheitswissenschaften". Hochschule Magdeburg-Stendal (FH). S.25-60.

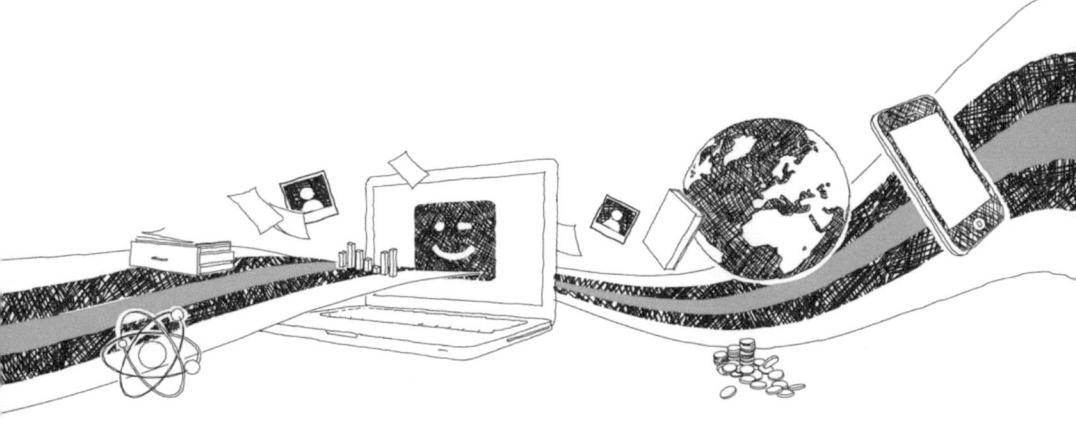
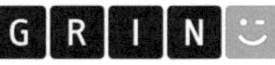